专家介绍

崔静

哈尔滨市红十字中心医院健教中心护士长、副主任护师、国家二级心理咨询师、国家二级营养师、国家二级企业培训师、卫生部认证母乳喂养咨询师，卫生部认证围产专科护士、儿童健康指导师、亲子沟通培训师。擅长生命早期规划；婴儿护理、喂养及心理保健；0~3岁婴幼儿早期教育及家长行为管理等。2004年创办了全国首家以医院为依托的"阳光孕产妇俱乐部"，开办黑龙江省首家孕妇学校，在健康教育领域具有丰富的经验。

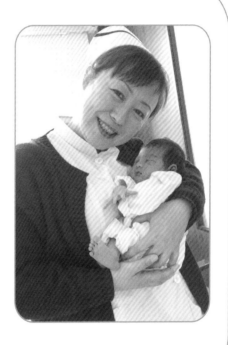

U0199404

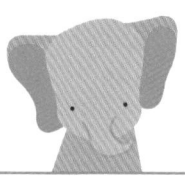

前言

美国迈阿密大学医学院对抚触的研究发现：抚触不仅对婴儿的生长、发育和情感健康发展有显著影响，而且对提供抚触的家长也有减轻紧张程度和降低紧张激素的作用。

本书特邀哈尔滨市红十字中心医院健教中心的崔静老师向各位家长介绍婴儿的按摩抚触方法。崔静老师结合我国传统中医的小儿按摩方法和强生婴儿抚触的手法，总结出一套对婴儿神经系统发育更为有利的按摩抚触方法以及一套大鲸鱼亲子操。

这些方法中涉及对婴儿手、脚、头、背部的按摩，能促进婴儿大动作、精细动作、社交、语言和认知能力的发育。这些方法简便易学，有利于家长在家中给婴儿进行按摩。我们建议0~6个月的婴儿，最好由父亲或母亲亲自给婴儿做按摩抚触，以帮助婴儿获得更多的安全感，利于情商的发育。

目录

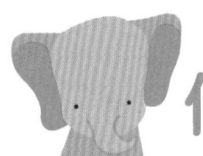

什么是婴儿抚触

　　婴儿抚触是在婴儿出生后的最佳时机，经过科学指导，通过对婴儿的皮肤进行有序的、有手法技巧的抚摸，让大量温和良好的刺激通过皮肤感受器传到婴儿中枢神经系统，产生生理效应的操作方法，是一种对婴儿健康最有益的、自然的医疗技术。

　　早期的婴儿抚触就是在婴儿脑发育的关键期给神经系统以适宜的刺激，促进婴儿神经系统发育，从而促进婴儿生长及智能发育。对婴儿轻柔地爱抚，不仅仅是操作者与婴儿皮肤间的接触，更是一种爱的传递。

　　抚触有利于婴儿的生长发育。抚触能通过人体体表的触觉感受器官将触觉信息传至大脑，由大脑发出信息，兴奋迷走神经，从而促进机体胃肠蠕动增加、内分泌腺体活力增强，促进婴儿营养物质的消化吸收，使头围、身长、体重增长明显加速。

抚触前的准备工作

（1）环境：抚触时室内温度以28℃左右为宜，不要有对流风，保持安静，光线自然，可为婴儿播放优美的音乐。

（2）时间：婴儿洗完澡后、睡前或吃奶1小时后是抚触的好时机。

（3）选择一个柔软、平坦的台子或床，铺上浴巾。

（4）物品：预备好毛巾、尿布、替换的衣物、婴儿润肤油等。

（5）操作者的准备：双手要剪短指甲，摘除手表、手镯、戒指等饰物，洗净双手，在手上涂抹润肤油，并双手对掌摩擦均匀。双手要温暖，避免因双手冰凉而让婴儿不舒服。

（6）抚触前，先与婴儿交流，让婴儿精神愉快。

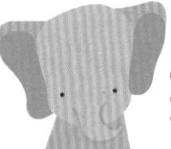# 抚触过程中的注意事项

1.注意婴儿的情绪

在抚触时，一定要注意婴儿的表情和情绪。如果婴儿看起来舒服，可以延长抚触时间；如果婴儿看起来不舒服，要立即停止抚触。建议可以边抚触边逗婴儿玩，且放些轻柔的音乐以稳定婴儿的情绪。

2.注意光线不要直射

抚触环境的光线不要太亮，且不要直射婴儿眼部，最好用反射光线，这样会让婴儿有安全感。

3.记住各部位安全点

（1）头部：双手捧起婴儿头部时，要注意婴儿的脊柱和颈部的安全。

（2）腹部：抚触腹部的时候要按照顺时针的方向按摩，有利于肠胃消化。婴儿的脐带还未脱落时，抚触一定要小心，最好不要碰到。

（3）关节处：关节是婴儿最容易感到疼痛的地方，所以要自如地转动婴儿的手腕、肘部和肩部的关节，不要在婴儿关节部位施加压力。

4.抚触时定时地让婴儿的脸侧向不同的方向

婴儿脸老是朝一个方向对婴儿大脑发育不利。

5.抚触过程时间的把握

因为婴儿的注意力不能长时间集中，所以总时间一般为10分钟左右。特别是做背部抚触时，时间要短，避免婴儿不舒服。

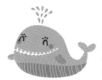

头面部抚触
额头

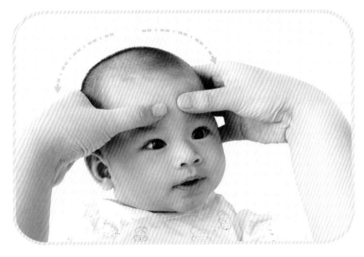

抚触者两手拇指相对，指腹向下，从婴儿额头中线向两侧滑动（图1）至太阳穴，轻按4~6圈（图2），每天做2~3次。

图1

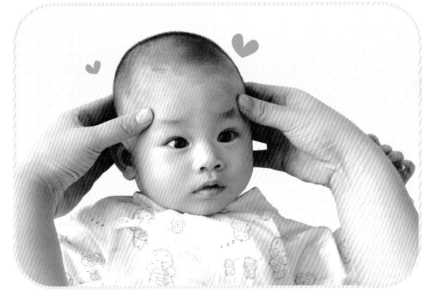

图2

头面部抚触
眉毛

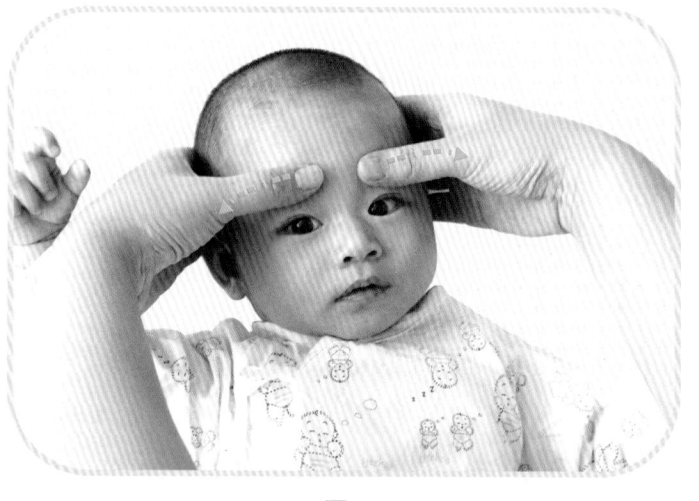

图1

抚触者拇指指腹向下，从婴儿的眉头（图1）沿眉毛走向抚向眉梢(图2)，每天做2~3次即可。

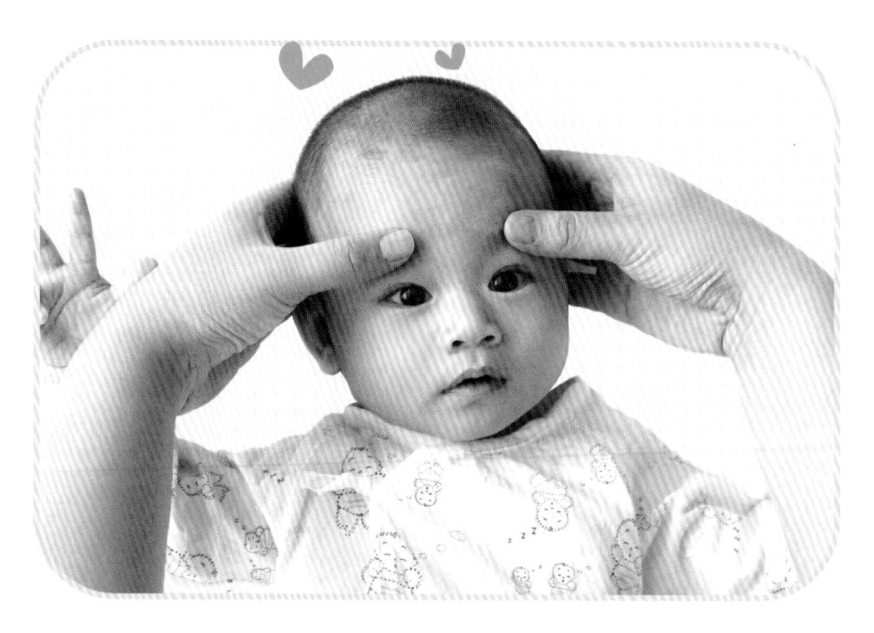

图2

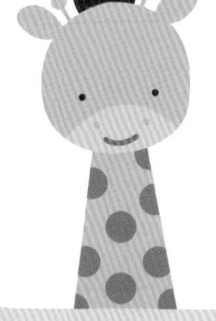

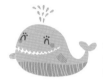

头面部抚触
眼部

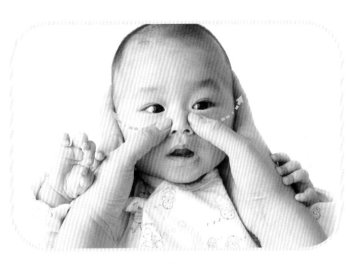

抚触者两手拇指指腹从婴儿内眼睑与鼻根交汇处（图1）沿下眼眶轻抚至太阳穴（图2），按揉 4~6 圈，每天做 2~3 次。

图1

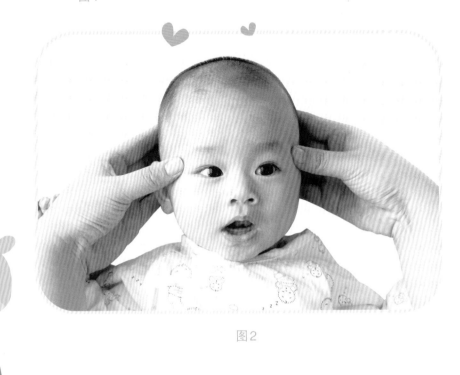

图2

头面部抚触
鼻部

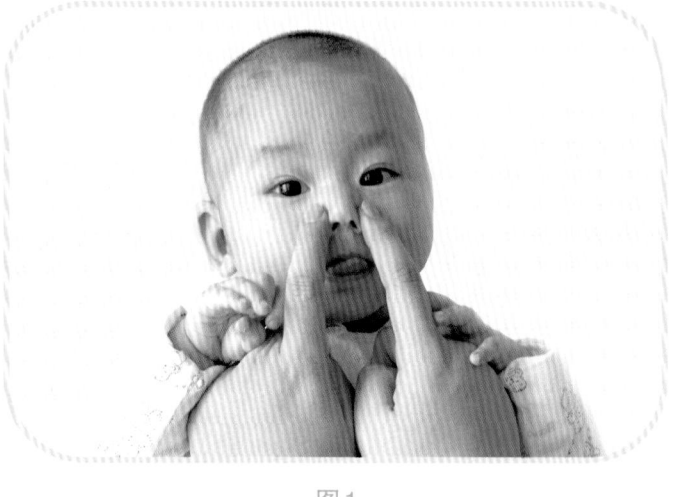

抚触者两手示指轻揉婴儿鼻翼两侧迎香穴（图1）4~6圈后，沿鼻翼两侧上推（图2）。

图1

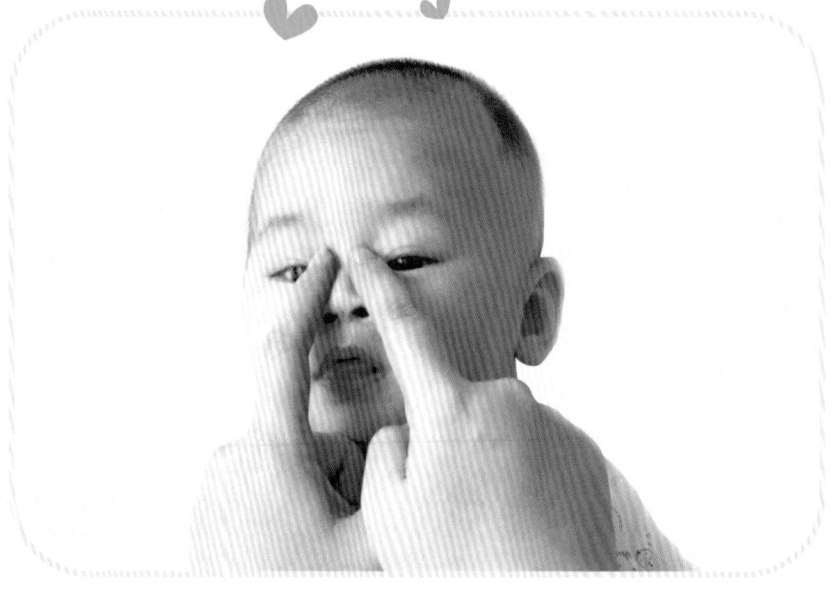

图2

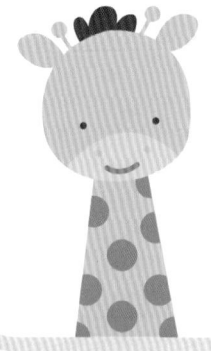

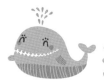 # 头面部抚触

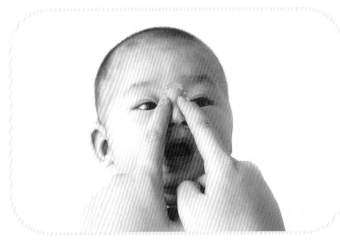

图3

从鼻翼推至印堂（图1），直到婴儿额头发际处（图2）直推出去,每天做1次即可。

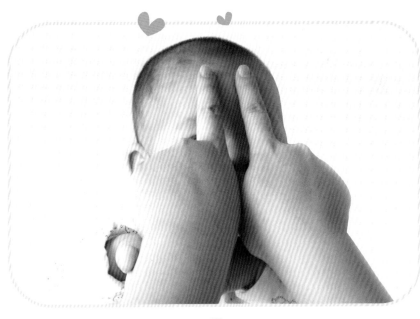

图4

头面部抚触
唇部

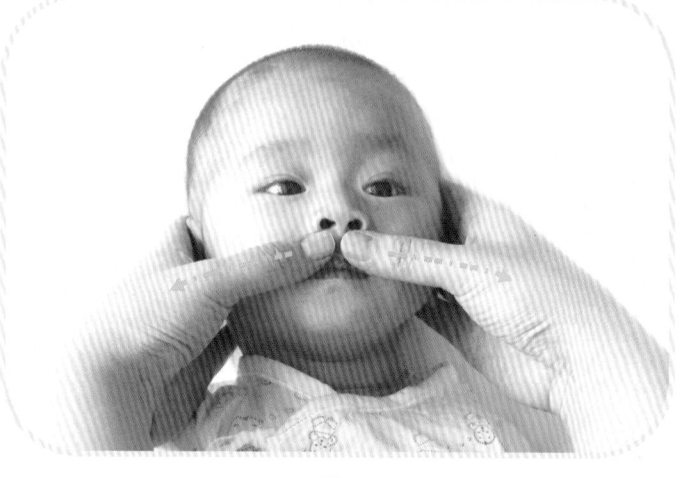

图1

抚触者双手拇指的指腹在婴儿人中处指尖相对（图1），向婴儿脸颊的高点轻抚（图2），并按揉4~6圈。

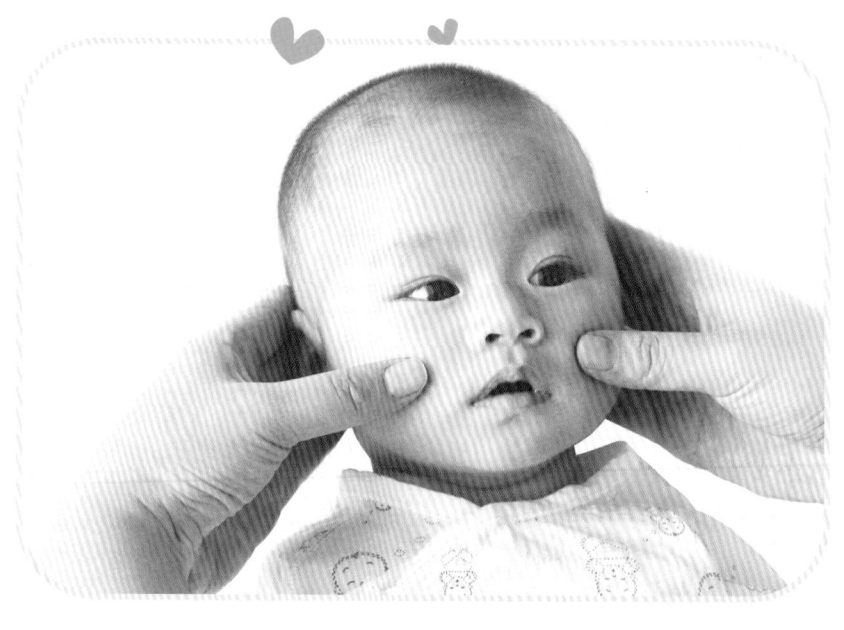

图2

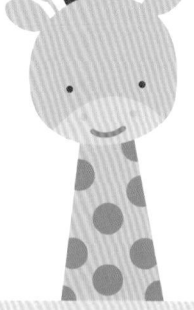

头面部抚触
下颌

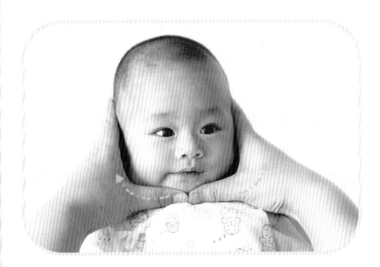

图1

将拇指放在婴儿下颌正中的位置（图1），沿下颌关节轻抚至耳垂的前侧（图2）并按揉4~6圈。

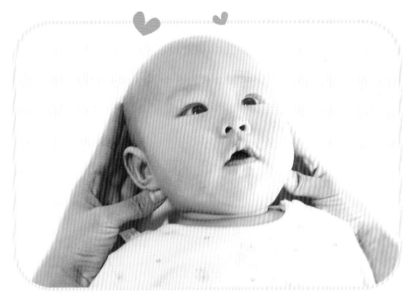

图2

头面部抚触
头、耳①

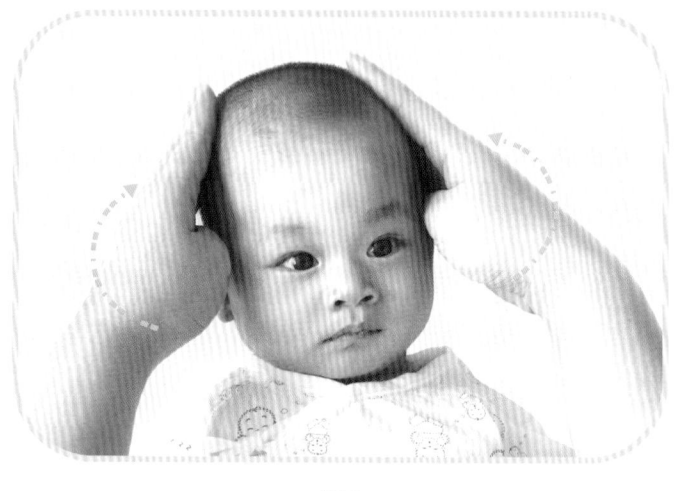

抚触者除大拇指以外的其余四指略弯曲，在婴儿头顶指尖相对（图1），从额头向枕后轻抚。抚触者的手掌将婴儿的枕部完全托起，可循序渐进地向上抬起婴儿的头部（图2）3次，每一次抬头都会使婴儿的下颌更贴近前胸。

图1

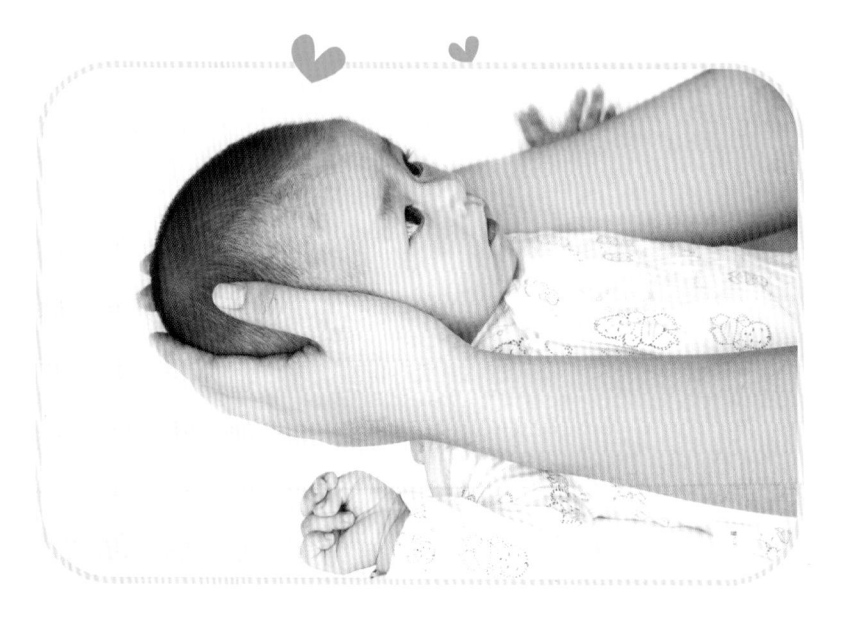

图2

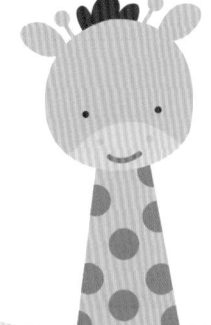

头面部抚触
头、耳②

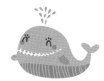

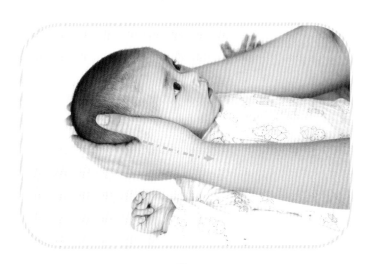

将婴儿的枕部放平稳，抚触者的手指沿婴儿的颈部继续向耳后轻抚（图1），使中指在婴儿的耳垂后侧（图2）按揉4~6圈。

图1

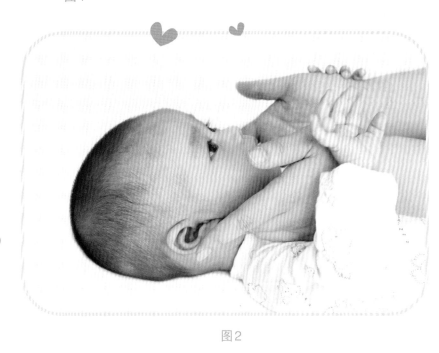

图2

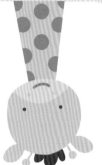

天天捏捏 其③

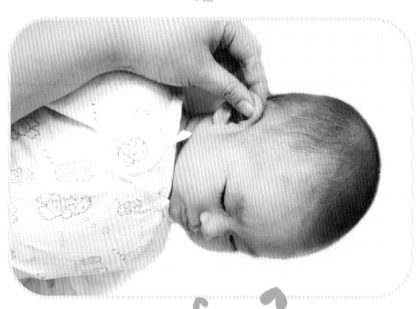

图2

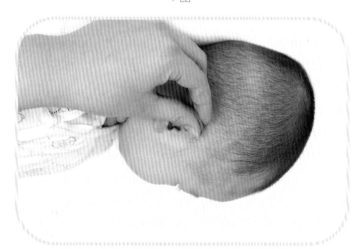

图1

捏脊采用两手的拇指、无名、中指沿婴儿的脊柱轻轻按摩（图1、图2），每天做2~3次即可。

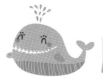 # 胸部抚触

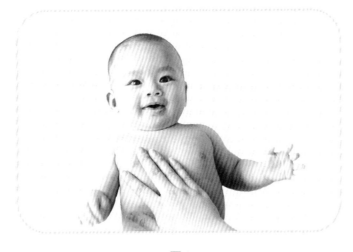

抚触者用右手示指和中指的指腹从婴儿左侧肋缘处（图1）斜行向婴儿右侧锁骨窝处（图2）直推，其间要绕过婴儿的乳头，在锁骨窝处按揉4~6下即可。另一侧相同。每天做1~2次。

图1

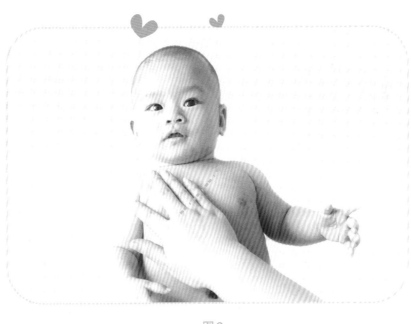

图2

腹部抚触

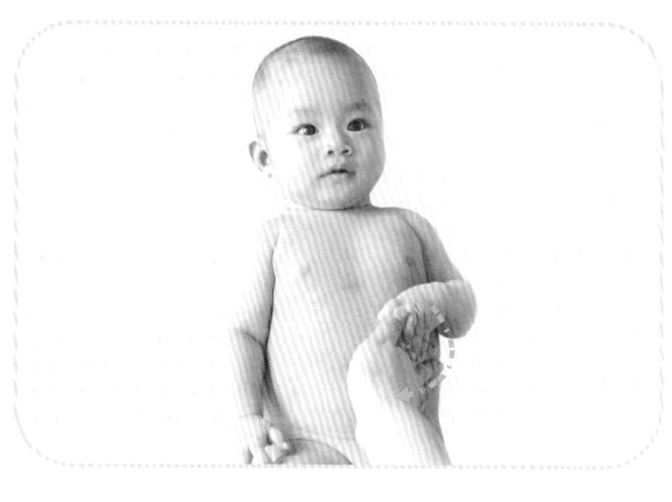

图1

抚触者双手涂抹抚触油，将双手搓热，用右手的指腹、手掌侧面和小鱼际（图1）在婴儿的腹部顺时针进行轻抚（图2），注意动作要轻柔缓慢，吃奶后1小时内和腹胀时避免轻抚，每天做5~10次。

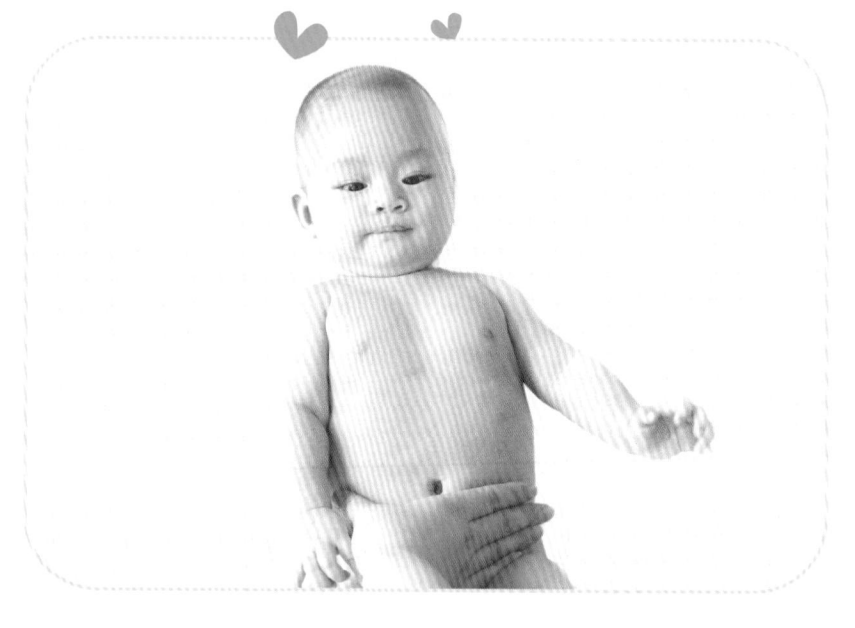

图2

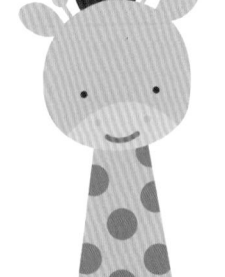

背部抚触
背①

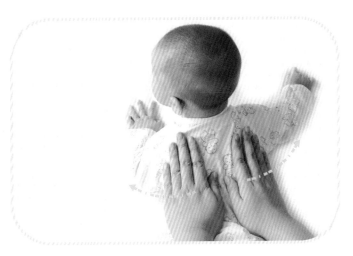

图1

抚触者手指指腹在婴儿背部自上而下沿脊柱两侧做横向轻抚（图1）并轻拍（图2），以放松背部。

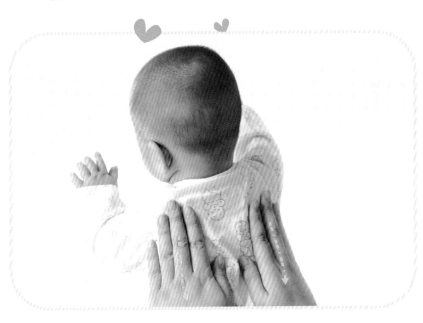

图2

背部抚触
背②

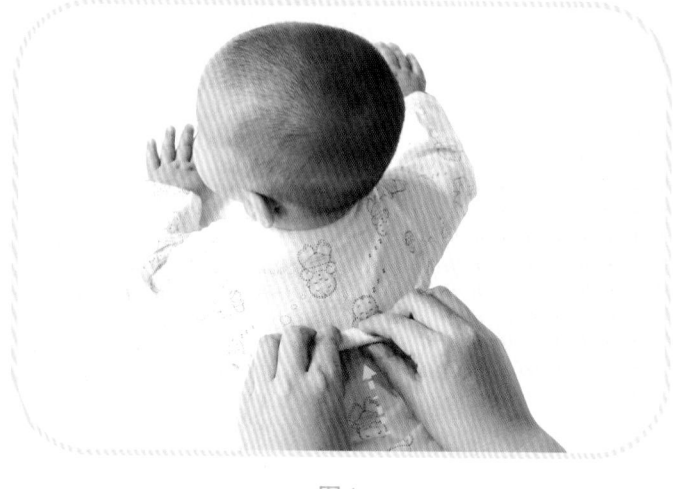

图1

抚触者用双手拇指、示指和中指自婴儿腰部脊柱命门的两侧开始（图1），捏起皮肤并双手捻动向上推进，捏3下提1下（图2），直至婴儿的肩颈部。每天做3~4次。

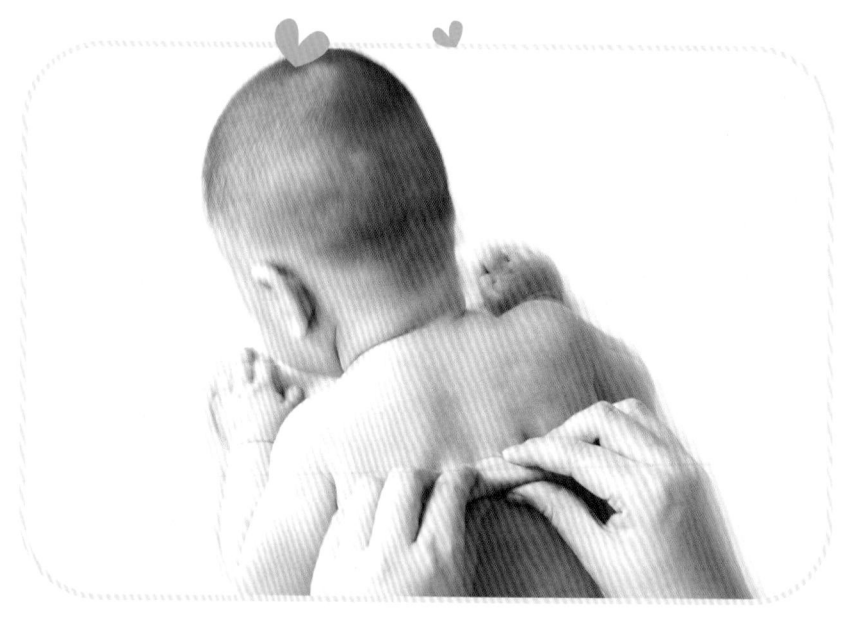

图2

背部抚触
背③

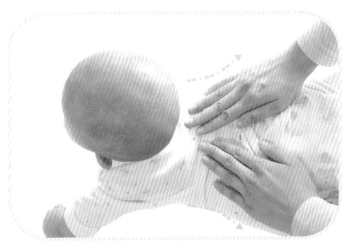

抚触者用指腹自婴儿肩颈部沿脊柱两侧向臀部轻抚（图1）和轻拍（图2），以放松婴儿背部。

图1

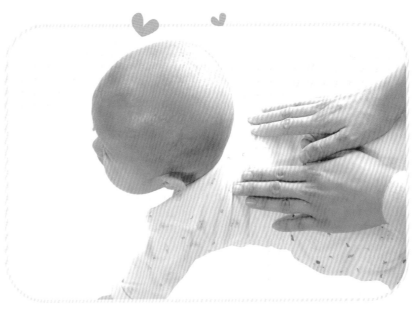

图2

手部抚触
推手心

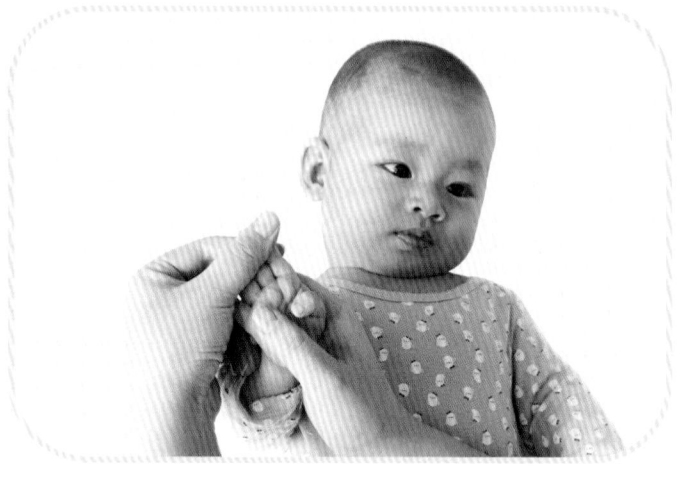

图1

将婴儿的手心向上，抚触者左手拇指将婴儿的手指尽量向外推展开，右手拇指在婴儿手心以最大直径顺时针划圈（图1、图2）。

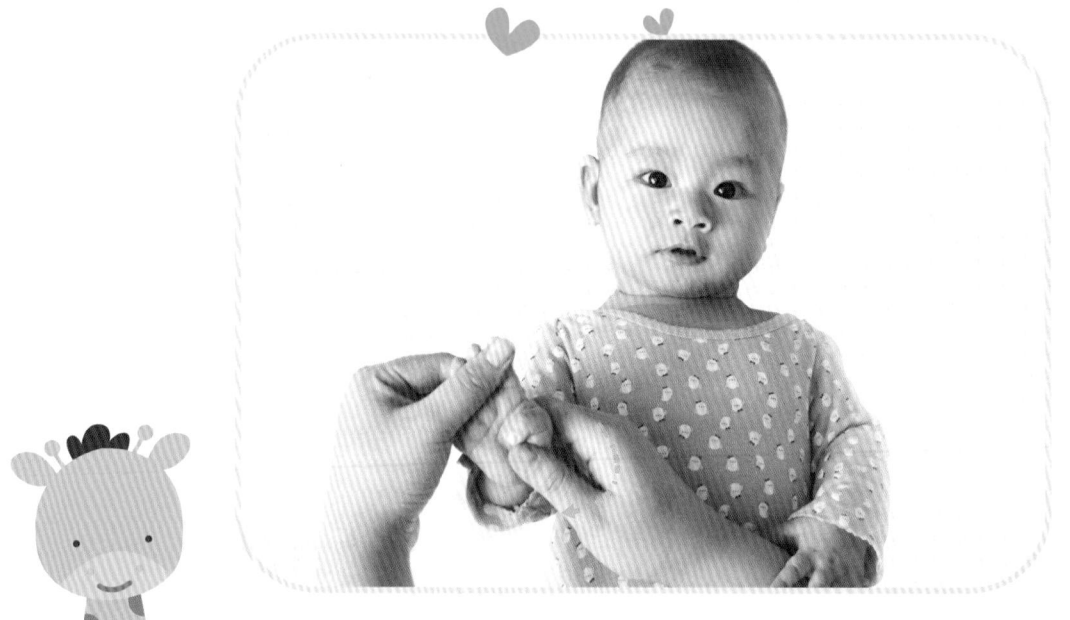

图2

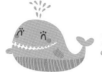

手部抚触
推手心、手背

将婴儿的手心向上，抚触者两手拇指沿婴儿掌跟中点向婴儿中指指根方向进行直推（图1）。每天推100~200次。

将婴儿手背向上，抚触者两手拇指沿婴儿中指指根向手腕中点进行直推（图2）。每天推100~200次。

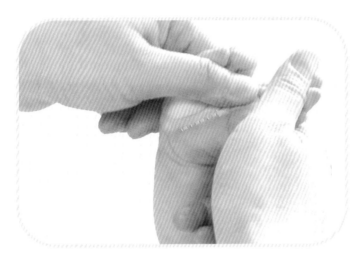

图1

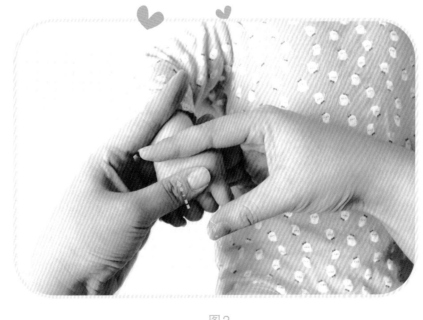

图2

手部抚触
推鱼际

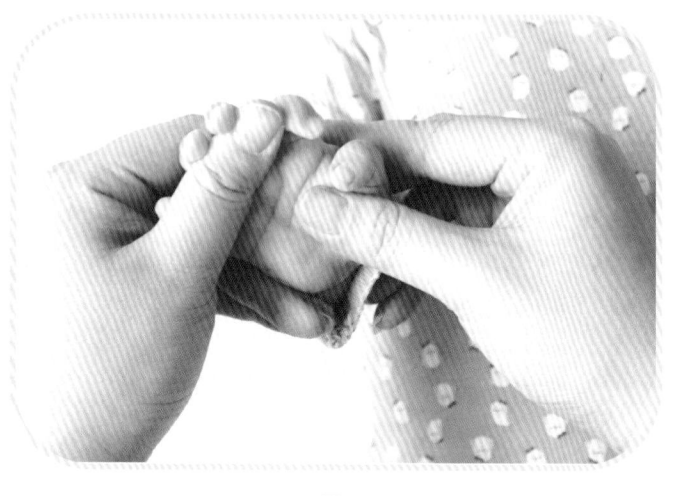

图1

婴儿手心向上，抚触者沿婴儿拇指大鱼际根部向拇指指尖方向直推（图1、图2）。每天推10次以上。

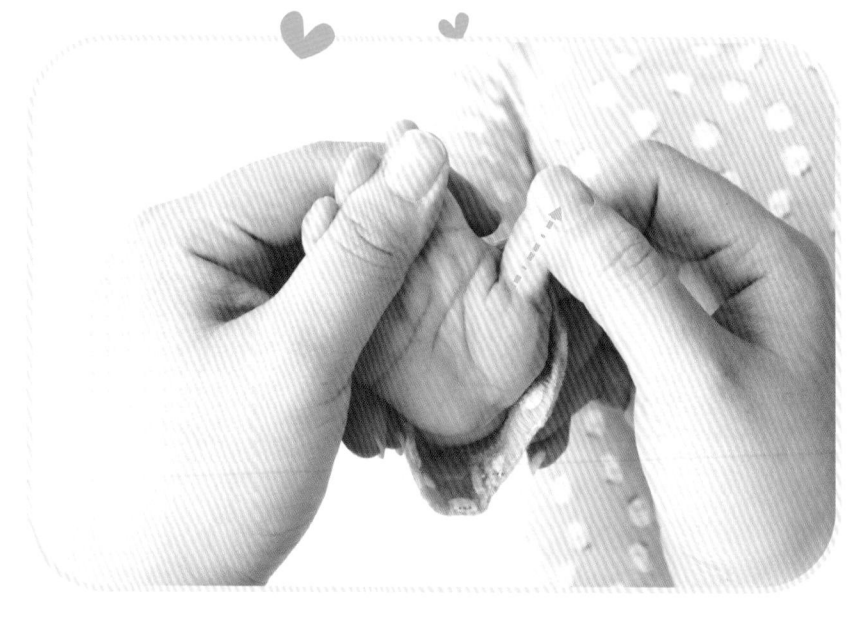

图2

足部抚触

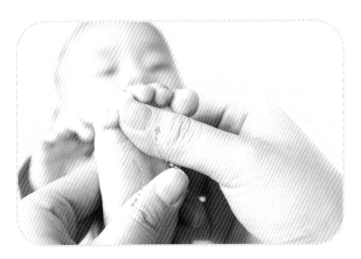

抚触者两手示指、中指固定婴儿脚踝，两手拇指交替自婴儿足跟中部沿掌中线向中趾直推按摩（图1）。每天推100~200次。继续以同样的方法固定婴儿脚踝，抚触者两手拇指分别从婴儿足背中趾沿脚背中线向脚踝处直推（图2）。每天推100~200次。

图1

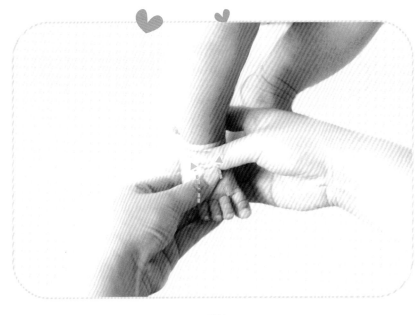

图2

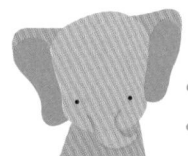

大鲸鱼亲子操儿歌

大鲸鱼

蓝蓝的海面上，风平浪静，
一轮红日，徐徐升起，
海鸥飞向蓝蓝的海水，
小小的船儿水中旋，
小小的鱼儿跳出了水面，
哎呦，哎呦，大鲸鱼……

大鲸鱼亲子操
注意事项

　　因室温变化，婴儿可选择赤裸身体或着薄内衣，家长先按摩婴儿四肢和躯干，使婴儿放松，同时家长深呼吸，进行自我放松，用略上扬的声音提示婴儿即将进行抚触，并观察、聆听婴儿的反应。

　　当确定婴儿无哭闹和其他不适时，家长即可一边哼唱一边与婴儿开始亲子操的亲密之旅。

　　抚触和亲子操均应在婴儿空腹或吃奶1小时后进行。

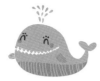 # 大鲸鱼亲子操

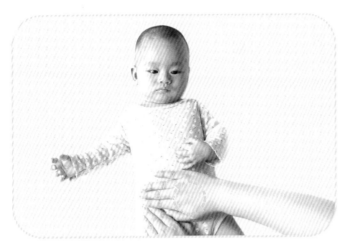

图1

1.歌词：蓝蓝的海面上，风平浪静

动作：家长用右手掌或双手顺时针按摩婴儿腹部（图1）。

2.歌词：一轮红日，徐徐升起

动作：家长用双手托起婴儿的枕部，将头慢慢抬高（图2）2~3次。

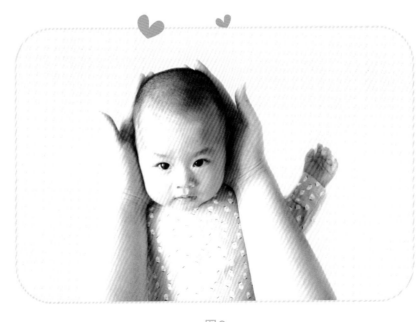

图2

大鲸鱼亲子操

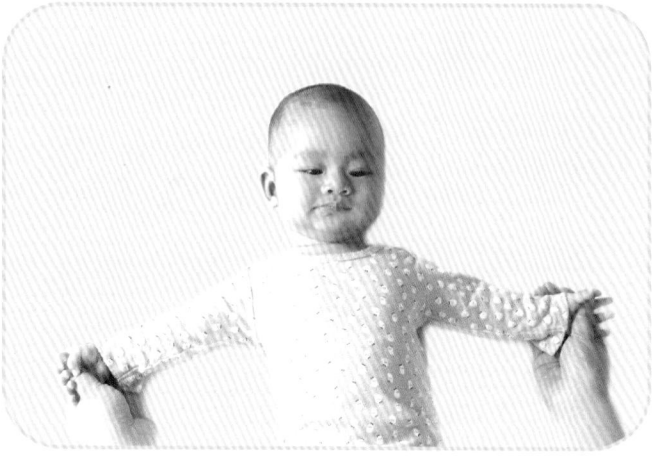

图1

3.歌词：海鸥飞向

动作：家长用自己的两拇指分别刺激婴儿的掌心，使婴儿握持，家长带动婴儿的手，将婴儿手臂向身体两侧打开平举（图1）。

4.歌词：蓝蓝的海水

动作：家长带动婴儿的手臂在腹部收拢（图2）。

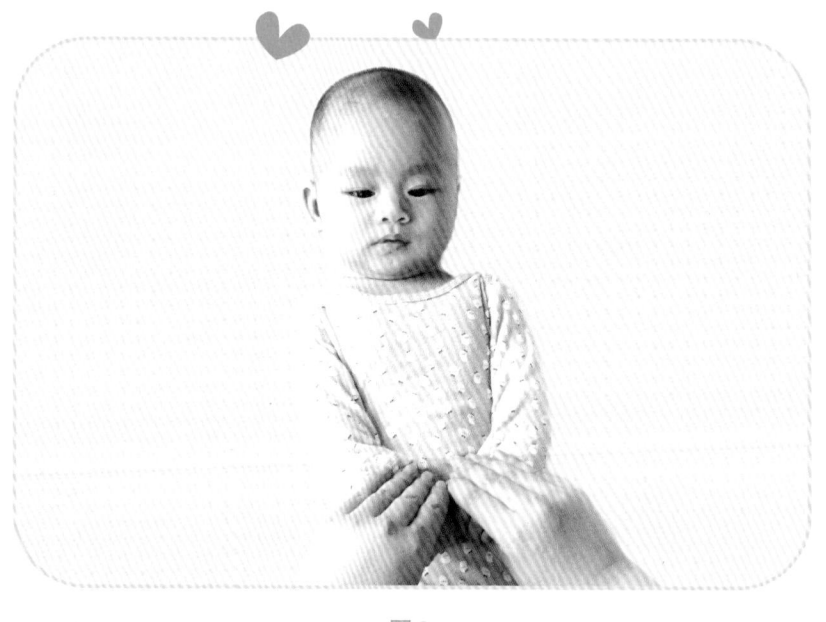

图2

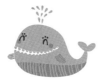 # 大鲸鱼亲子操

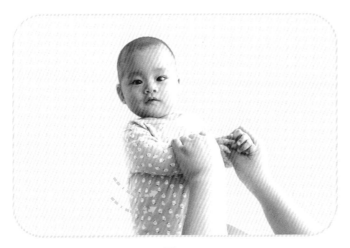

图1

5.歌词：小小的船儿水中旋

动作：家长继续带动婴儿手臂，使婴儿身体转向一侧（图1）并俯趴（图2）。（注意：每次给婴儿翻身要注意左右均衡练习，切不可总向一侧进行转身练习。）

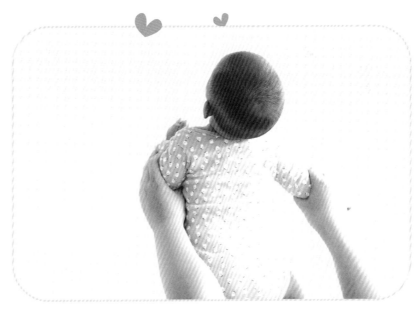

图2

大鲸鱼亲子操

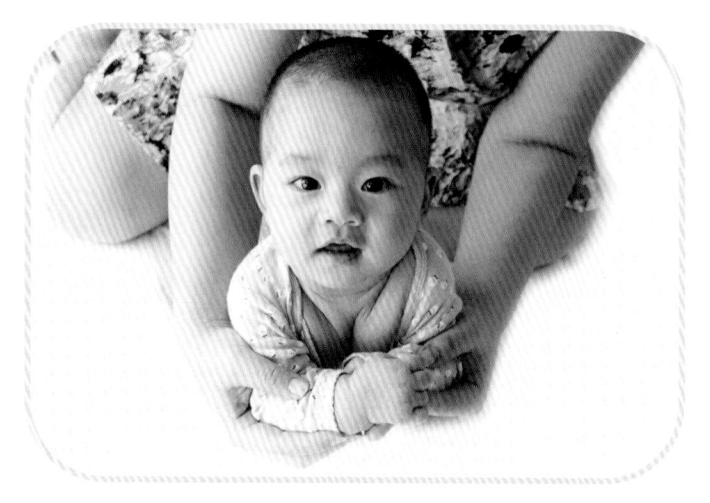

图1

6.歌词：小小的鱼儿

动作：家长用双手帮助婴儿的双臂置于婴儿身体两侧（图1）。

7.歌词：跳出了水面

动作：家长用双手握住婴儿的双臂（图2），和着节奏将婴儿的头部和胸部从床面抬起2~3次。

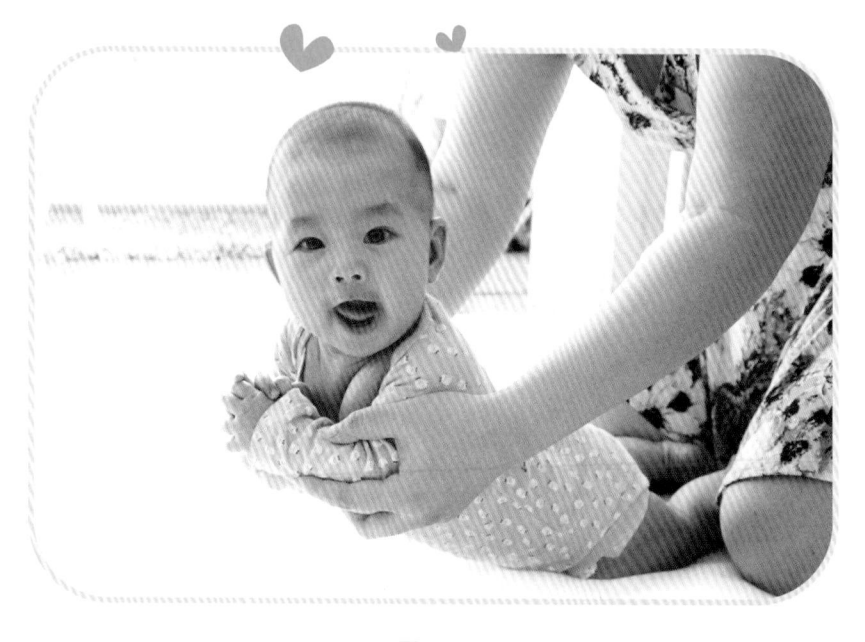

图2

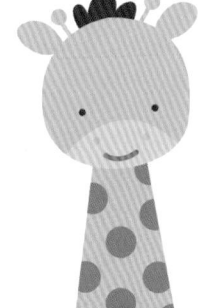

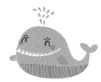 # 大鲸鱼亲子操

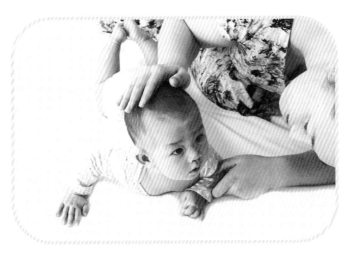

图1

8.歌词：哎呦，哎呦

动作：家长一只手轻抚婴儿的头、背部（图1）2~3次。

9.歌词：大鲸鱼

动作：家长一边继续轻抚婴儿背部，一边低头亲吻婴儿的脸颊（图2）。结束时，家长对婴儿说："谢谢宝贝，爸爸妈妈爱你。"

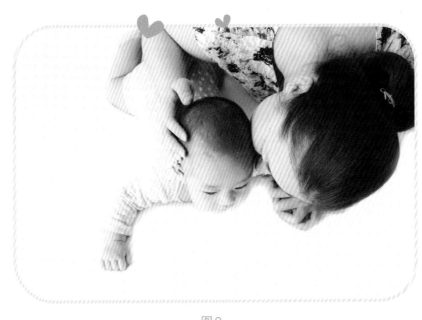

图2

图书在版编目（CIP）数据

指尖上的爱：专家教你做婴儿抚触 / 崔静主编. --
哈尔滨：黑龙江科学技术出版社, 2018.8
ISBN 978-7-5388-9666-4

Ⅰ.①指... Ⅱ.①崔... Ⅲ.①婴幼儿 – 按摩 – 基本知
识 Ⅳ.①R174

中国版本图书馆 CIP 数据核字(2018)第 073839 号

指尖上的爱：专家教你做婴儿抚触

ZHIJIAN SHANG DE AI ZHUANJIA JIAO NI ZUO YING'ER FUCHU

作　　者	崔　静
项目总监	薛方闻
责任编辑	侯文妍　罗琳
封面设计	陈裕衡
出　　版	黑龙江科学技术出版社
	地址：哈尔滨市南岗区公安街 70-2 号　邮编：150007
	电话：（0451）53642106　传真：（0451）53642143
	网址：www.lkcbs.cn
发　　行	全国新华书店
印　　刷	天津盛辉印刷有限公司
开　　本	787 mm×1092 mm　　1/16
印　　张	2
字　　数	30 千字
版　　次	2018 年 8 月第 1 版
印　　次	2018 年 8 月第 1 次印刷
书　　号	ISBN 978-7-5388-9666-4
定　　价	19.80 元